AF349724

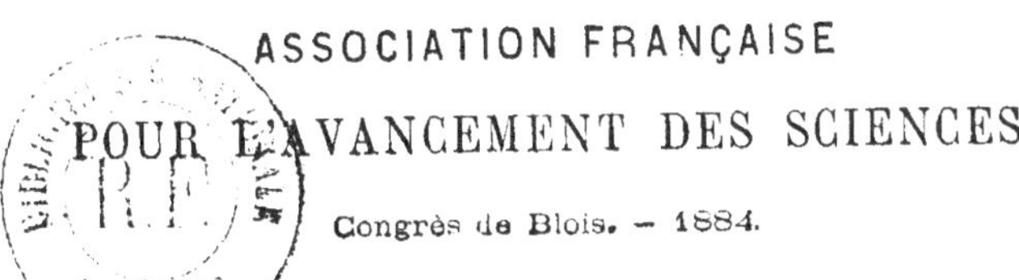

M. le Docteur G. DROUINEAU

Chirurgien en chef des Hospices civils, à la Rochelle.

DE L'HYGIÈNE DES OUVRIERS DANS LES PROFESSIONS A POUSSIÈRES

— Séance du 8 septembre 1884 —

Je désire appeler l'attention des membres du Congrès, et surtout de ceux qui sont obligés de résoudre les questions d'hygiène publique, sur un point qui présente encore de nombreuses difficultés pratiques en hygiène professionnelle : je veux parler des moyens de protection de l'ouvrier dans les professions à poussières.

Cette question n'est pas nouvelle pour ceux qui ont eu à s'occuper d'hygiène publique, mais elle présente un vif intérêt et mérite d'être signalée à l'attention de tous. Elle peut être envisagée de différentes manières : 1° au point de vue de la législation sanitaire ; 2° au point de vue de l'ouvrier ; 3° au point de vue de l'industriel. C'est l'ordre que nous suivrons dans cette étude.

1° *Législation sanitaire*. — Nous savons tous que notre législation sanitaire est absolument incomplète en matière de protection pour l'ouvrier. Les décrets de 1810, 1815, 1866 n'ont eu en vue que les établissements industriels, et les prescriptions générales qui ont été formulées et qui ont servi de base aux divers conseils d'hygiène pour les établissements classés à autoriser n'ont jamais eu pour objet l'ouvrier lui-même. MM. Du Mesnil et Napias, dans leur rapport au Congrès de 1878, à Paris, ont, du reste, fait ressortir cette insuffisance de la loi qui sert de base à notre organisation sanitaire actuelle. C'est donc là un fait certain, et on peut en trouver une éclatante confirmation en consultant les avis formulés par les conseils d'hygiène ; on y verra que dans les cas rares où ils osent s'occuper de l'ouvrier lui-même ils apportent dans leurs avis une circonspection très grande.

On a fait cependant un pas, et la loi sur la protection du travail des enfants dans les manufactures n'y a pas été étrangère, de même que la responsabilité civile en matière d'accidents, du patron vis-à-vis de l'ouvrier ; ce pas a consisté surtout à sauvegarder l'ouvrier des accidents en recouvrant d'abris les parties des machines extérieures où il était facile de s'attraper par mégarde ou pendant le travail.

Cette protection sommaire de l'ouvrier a été obtenue presque partout et elle est consentie très volontiers par l'industriel.

En dehors de cette loi, rien ou à peu près ; nous sommes donc autorisé à affirmer que la lacune est ici complète et qu'elle ne peut être comblée que par une nouvelle législation qui mentionnera, dans un article spécial, que dans les professions à poussières les établissements ne seront autorisés qu'à la condition que les industriels emploient tel ou tel moyen de protection pour sauvegarder, autant que possible, la salubrité de l'atelier, les conseils d'hygiène demeurant juges de la valeur des moyens employés ou à employer.

Voilà donc un point acquis et un desideratum à obtenir. Mais en attendant, car les réformes sanitaires, pour être très nettement formulées et déjà bien établies, n'en sont pas moins longues à se faire dans les temps présents, il importe de chercher comment on pourrait parer aux inconvénients qui résultent de l'état actuel des choses.

L'étude des maladies professionnelles, celle surtout des maladies à poussières, « nosoconioses », conduiront de plus en plus à la nécessité d'une prévoyance trop longtemps méconnue et rendront obligatoire l'emploi des moyens capables d'empêcher l'influence nocive des poussières dans l'intérieur de l'atelier. Ces moyens sont constamment étudiés par l'hygiéniste, et, disons-le hautement à la gloire de l'industrie, c'est dans l'application faite dans certains ateliers, intelligemment et humainement dirigés, que nous allons puiser nos informations et nos leçons expérimentales. Nous connaissons déjà des ventilateurs puissants, des moyens efficaces de protection que nous avons vu mettre en œuvre dans différentes usines ou fabriques. Il y aura donc, dans l'avenir, à chercher à perfectionner ces procédés et à les rendre obligatoires dans toutes les industries à poussières.

Mais il y a des professions à poussières qui s'exercent non dans l'intérieur de l'atelier, mais à l'air libre. Pour celles-là, il n'y a pas de moyens de ventilation applicables, et l'ouvrier reste soumis à toutes les influences des poussières, soit par l'absorption pulmonaire, soit par le contact avec la peau. Parmi ces professions, je puis citer celles à charbon, à minerai, à ciment, etc.... La législation, qui, dans une certaine mesure, pourra arriver à protéger dans l'avenir l'ouvrier des filatures, par exemple, ne saurait plus là avoir quelque influence, car aucun Conseil d'hygiène ne saurait trouver un moyen d'empêcher ces poussières de se produire et d'incommoder l'ouvrier. La production de la poussière est là inhérente à l'industrie elle-même, et vouloir empêcher qu'elle se fasse c'est supprimer l'industrie. La législation sanitaire ne pourra donc pas agir directement dans ces professions pour protéger l'ouvrier ; mais on peut y arriver indirectement peut-être, car il faut chercher à atténuer la condition fâcheuse dans laquelle se trouve ici le travailleur, et sa situation morale et physique dans ces pénibles professions doit inspirer à tous le plus vif intérêt.

2° *L'ouvrier.* — Dans l'exercice de ma profession, dans mes nombreuses visites dans les fabriques d'agglomérés, dans les industries métallurgiques, j'ai toujours été péniblement impressionné, au moment de la débauchée, de ce cortège d'hommes noircis de la tête aux pieds, les vêtements ainsi que la peau, portant au bras le panier vide des provisions du jour et regagnant le logis. Puis, j'en ai revu, sortis de l'atelier, harassés de fatigue et de besoin, ayant hâte de prendre de la nourriture, s'asseoir à la table du logis dans cet état horrible de saleté qui, pour l'ouvrier, n'est pas dégradant peut-être, puisqu'il est l'emblème du travail. Après un repos nécessaire, le lendemain, à l'heure d'embaucher, un lavage sommaire enlève mal ce que le frottement contre des draps, déjà bien souillés, a laissé, et peu à peu la peau conserve une teinte particulière et s'imprègne d'une façon indélébile de poussière et de crasse. De là à certaines maladies spéciales bien connues, il n'y a, comme chacun le sait, qu'un pas. Eh bien, la situation normale de ces logis d'ouvriers où l'homme revient tout noir de charbon et de poussière, c'est la saleté ; la ménagère, si vaillante et si ordonnée qu'elle soit, renonce à fournir à son mari des linges blancs et des draps propres. On s'habitue peu à peu à cette vue, les enfants comme les parents, et c'est bientôt la règle de la maison. Est-il possible, en effet, de demander à un ouvrier de changer souvent de manière de vivre et d'apporter dans son existence laborieuse des soins minutieux de propreté comme dans d'autres professions ?

Voit-on ce que pourraient coûter par jour les bains nécessaires à un pareil ménage et le blanchiment des linges, et croit-on qu'un ouvrier avec son modeste salaire pourrait suffire à pareille dépense ? Il n'y faut pas songer, et laisser l'ouvrier se dégager seul de cette fâcheuse condition hygiénique, c'est le laisser dans la saleté et dans la dégradation morale qu'elle entraîne. On peut invoquer que dans certaines villes il existe des bains à bon marché dont l'ouvrier peut user ; d'abord ils sont rares, en France, ces bains à bon marché, et puis, si bon marché qu'on les suppose, c'est, à se répéter chaque jour, une dépense et beaucoup ne la pourraient supporter. Puis il faut, comme condition nécessaire, aller chercher le bain ; autre inconvénient pratique. Il est donc difficile, je dis même impossible, que l'ouvrier trouve, soit chez lui, soit dans les conditions ordinaires de sa vie le moyen de corriger les influences fâcheuses que son travail fait naître pour lui et pour sa famille. Eh bien, cela est-il juste et est-ce vraiment nécessaire ? Voilà ce qu'il faut examiner.

3° *L'industriel.* — C'est en examinant la question au point de vue de l'industriel que nous pourrons la résoudre. Que demande un industriel ? C'est d'avoir des bras pour exercer son industrie, cela en échange d'un salaire déterminé.

L'ouvrier, lui, donne à l'industriel, son temps et son travail pour ce salaire ; mais tous deux entendent bien que ni l'un ni l'autre ne porteront nuisance à leur outillage personnel. L'outillage de l'industriel, ce sont ses machines, le travail rapidement fait, le bon emploi du temps et des forces ; celui de l'ouvrier, c'est la santé, la vigueur corporelle. L'intérêt commun de l'un et de l'autre, c'est que cet outillage conserve ses qualités de résistance nécessaire. Or, l'industriel surveille le sien, il l'entretient et le corrige ; quand l'outillage matériel s'use, il le change ; quand l'outillage humain lui semble défectueux, il le remplace.

Mais l'ouvrier, quand il s'est usé à ce labeur industriel, quand il s'est peu à peu altéré matériellement, il n'a d'autres ressources que lui-même et l'industriel ne lui vient pas en aide. Laissons de côté la question philanthropique que ce sujet peut soulever, laissons les caisses de prévoyance, les sociétés de secours, les assurances, etc.... je prends la question plus étroitement et je dis ceci : l'ouvrier arrive en tenue de travail à son chantier propre, vaillant et en bonne santé ; il donne son travail à l'industriel en échange d'un salaire ; mais le soir, après avoir, pour ce salaire, accompli son labeur et fait sa tâche, il rentre chez lui diminué, parce que ce labeur lui demande aussitôt, pour le remettre en état de le reprendre de la même manière, c'est-à-dire pour entretenir journellement son outillage à lui, une dépense véritable et forte. Il serait spécieux de dire que c'est là une considération étrangère à l'industrie, que l'industriel n'a pas à se préoccuper de cette déchéance progressive dont il semble être le fait, ou de cette dépense journalière qu'il occasionne, car les associations ouvrières prouvent qu'il y a entre les intérêts du patron et des ouvriers des liens étroits, et en fait, nous voyons autour des grandes industries naître les cités ouvrières, les sociétés coopératives de consommation et de secours, et tout cela sous l'initiative intelligente et salutaire des patrons. Donc, si dans la grande industrie cette relation morale se traduit par des faits, si cette solidarité si estimable existe, pourquoi n'en serait-il pas de même dans la petite ? C'est ainsi qu'à mon avis, je crois pouvoir dire qu'il est juste que le patron s'émeuve de la situation qu'il crée à l'ouvrier qu'il gage et de l'influence qu'exerce sur lui et sur les siens l'industrie à laquelle il l'emploie. Je pense même qu'il faut aller plus loin et y voir plus qu'une question d'équité, mais aussi de nécessité, quoique l'une soit la conséquence de l'autre. Il est nécessaire que l'outillage humain soit conservé avec autant de soin que l'outillage mécanique ; le défaut de bras est un obstacle industriel, il y a donc intérêt, au bas comme au haut de l'échelle du travail, à ménager cette chose utile : l'homme. Or, l'industriel peut beaucoup et à peu de frais, pour cette conservation, et c'est à lui que nous devons demander la solution de la question.

Il faudrait idéalement que l'ouvrier sortît du travail comme il y est entré. Voyez le bureaucrate, qui ne peut gâter que des vêtements : il a des habits de rechange et des manchettes tutélaires. L'ouvrier pourrait avoir des vêtements de rechange s'il avait à sa disposition un petit abri, sûr, pour les déposer ; en outre, s'il trouvait à la fin de son travail un lieu qui pût lui servir à se laver rapidement de la tête aux pieds, il rentrerait bien volontiers dans sa maison propre et joyeux. C'est là ce qu'il faut réaliser. Or, nous savons que les bains-douches, expérimentés dans l'armée, peuvent donner des résultats excellents et économiques. Il n'y a pas d'industrie, si petite soit-elle, une simple grue à vapeur qui ne puisse fournir soit une quantité d'eau chaude, soit de la vapeur qui, condensée, donnerait une eau suffisamment chaude. L'industrie a donc, d'une manière générale et économiquement, le moyen de pourvoir partout à des procédés faciles de nettoyage. Il y aurait à utiliser ces sources bienfaisantes, pour le bien-être de l'ouvrier. Pratiquement, il faudrait faire une distinction entre les industries fixes, ou usines ayant des constructions plus ou moins étendues, et celles où le travail s'exerce sans abri fixe, comme les quais de déchargement. Je voudrais que, dans ces derniers cas, il y eût de petites installations faites pour les ouvriers et comportant quelques bains-douches et un casier-vestiaire fermé.

L'installation des bains y serait aussi sommaire que possible et pourrait ressembler à celle mise en pratique dans certaines casernes, je crois. Un seau laisse couler lentement une certaine quantité d'eau et suffit à laver tout le corps. L'ouvrier, muni de ses effets de rechange, irait, à la débauchée, chercher son seau d'eau chaude, se déshabillerait, se nettoierait, reprendrait ses effets du matin et rentrerait chez lui dispos. Cinq à dix minutes suffiraient pour le tout. La dépense se résume en une dépense d'installation bien peu coûteuse ; car celle de l'eau ne saurait compter.

Pour l'industrie fixe, et il faut prendre pour type, si l'on veut, les usines d'agglomérés, où l'installation se réduit à peu de chose, il serait facile de faire le petit réduit dont je parle, attenant à la construction en bois qui recouvre les machines et d'y installer les douches avec seau ou avec un réservoir, système plus complet et moins rudimentaire ; ce serait l'affaire de l'industriel.

Le point essentiel, et c'est par là que je termine cette étude, serait de rendre cette prescription obligatoire. Pour l'industrie fixe, il y aurait, si la législation sanitaire nous faisait un devoir de veiller à l'ouvrier aussi bien qu'à l'industrie, à rendre cette installation obligatoire pour toute industrie à poussières et de la prescrire au moment de l'autorisation, car tous appartiennent aux établissements classés. Il faut arriver à ce résultat, car compter sur la persuasion est illusoire ; je me souviens avoir fait. dans un rapport pour un établissement de ce genre, appel à un industriel généreux et philanthropique, et conseillé pareille installation ; mais je n'oserais affirmer que l'industriel ait eu connaissance du rapport ; on lui a, suivant la formule administrative, notifié son arrêté d'autorisation, dans lequel mes recommandations ne purent trouver place. Il en sera probablement de même ailleurs. Je ne crois donc pas compter sur ce moyen. car dût-on faire seulement appel à la bonne volonté des industriels, ils auraient toujours à invoquer des raisons qui leur permettraient de se dispenser d'une petite aggravation de dépenses ou d'un léger supplément de peine. Ce qu'il faut, c'est l'obligation légale et la prescription formulée impérativement. Pour les autres, c'est par l'intermédiaire des chambres de commerce ou des municipalités qu'il faudrait agir ; il faudrait pouvoir émettre des vœux à ce sujet et réclamer l'installation, soit aux frais des chambres de commerce et des armateurs, soit aux frais des municipalités, d'abris-douches à l'usage des ouvriers et réglementer leur emploi suivant les cas, en en confiant la police à un agent quelconque. Ce ne sont pas là des choses d'une réalisation bien difficile et de nature à effrayer les initiatives les moins hardies.

Ce que l'on obtiendrait en échange serait certainement considérable et montrerait vite combien il faut peu pour améliorer quelquefois le sort de l'ouvrier. Ce que l'on dit de phrases magnifiques, ce que l'on rêve de chimères à ce sujet est considérable, mais ce que l'on fait pratiquement est peu. Je propose ce moyen qui, dans son application, est facile et qui cependant, dans ses résultats, aura l'immense avantage, dans toutes les industries à poussières, de préserver l'ouvrier dans son travail quotidien des influences fâcheuses des poussières sur la peau du visage, des mains, etc., qui lui permettra, en outre, d'économiser sur son salaire la dépense de cet entretien qu'il serait obligé de faire chez lui, s'il voulait appliquer pour lui et les siens les règles les plus élémentaires de l'hygiène privée; règles que nous cherchons à faire pénétrer partout. La propreté dans la maison redeviendrait la règle là où était la saleté et avec elle le contentement moral que l'homme éprouve après une journée de labeur, quand il rentre dans un milieu aimé où se placent à ses côtés les êtres qu'il affectionne. C'est là de l'hygiène sociale bien entendue et qui mérite aussi d'éveiller l'attention des philanthropes et des administrateurs.

PARIS, IMPRIMERIE CHAIX (S.-O.). — 12196-8.